AF332054

LES
VARIATIONS QUANTITATIVES

De l'urine pendant la journée

Par Alexandre GIRARD

CHIMISTE-EXPERT

Chimiste du Muséum d'Histoire naturelle et de l'École pratique
des Hautes Études,

Membre de la Société Chimique de Paris.

———✳———

PARIS
—
1891

LES VARIATIONS QUANTITATIVES

De l'urine pendant la journée

Par Alexandre GIRARD

Chimiste-expert

Membre de la Société Chimique de Paris

L'analyse chimique des liquides de l'organisme a pris depuis plusieurs années une extension considérable, et il est bien peu de médecins qui n'y aient fréquemment recours, soit pour baser ou préciser le diagnostic, soit simplement pour s'assurer que le traitement prescrit est suivi régulièrement.

Mais, il faut bien le reconnaître, il arrive parfois que le chimiste ne reçoit pas les matériaux qui doivent servir à son expertise dans des conditions favorables à un bon examen. Dès lors, les indications de l'analyse ne peuvent être que d'une utilité contestable, surtout dans le cas où le médecin *suit* son malade.

Pour l'analyse des urines particulièrement, trois précautions sont indispensables :

1° Ne donner à analyser que de l'urine des vingt-quatre heures ;

2° Indiquer le volume total émis dans la journée ;

3° Remettre l'urine au laboratoire peu de temps après l'émission.

Nous n'insisterons pas sur ce dernier point, car il est bien connu que si la plupart du temps l'azote urinaire subit peu de changements en vingt-quatre heures, dans d'autres cas il varie rapidement en même temps que la réaction.

L'urine pendant les vingt-quatre heures

L'urine, liquide excrémentitiel, résulte non seulement de la désassimilation des produits de l'organisme, mais aussi et surtout de la non assimilation de certains éléments nutritifs ou de leurs transformations.

Elle est donc nécessairement variable — dans l'état normal — suivant que l'organisme reçoit ou ne reçoit pas les aliments utiles à son entretien ; et ces variations se produisent dans la même journée à des intervalles assez réguliers.

C'est cette observation qui déjà avait fait anciennement diviser l'émission urinaire en trois parties auxquelles on faisait correspondre trois liquides différents.

Le premier, *urina sanguinis*, comprenait l'urine colorée du matin, celle qui a séjourné toute la nuit dans la vessie.

Le second, *urina cibi*, était l'urine faiblement colorée émise peu après le repas.

Le troisième, *urina potus*, était l'urine résultant de l'absorption d'une importante quantité de liquide.

Il est inutile d'insister sur ce que cette division avait de vague ; aussi, aujourd'hui, est-elle complètement abandonnée.

Pour donner une idée plus nette des variations de l'urine, il faut avoir recours à l'analyse chimique.

Il existe peu de documents sur cette question. Presque tous ont pris pour base l'émission horaire.

Par contre, dans les trois examens qui suivent, nous n'avons pas cru devoir nous écarter de l'émission normale.

1re ANALYSE

Heures d'émission	VOLUME ÉMIS		URÉE		ACIDE PHOSPHORIQUE		CHLORURE DE SODIUM	
	Volume réel	Volume moyen en 1 heure	Poids réel	Poids moyen en 1 heure	Poids réel	Poids moyen en 1 heure	Poids réel	Poids moyen en 1 heure
matinée	c. cubes	c. cubes	grammes	grammes	grammes	grammes	grammes	grammes
8 h. 1/2 à 10 h.	200	80	6.6	2.640	0.416	0.166	3	1.200
midi	150	75	4.300	2.150	0.306	0.153	2.475	1.237
2 h.	140	70	4.060	2.030	0.310	0.155	2.380	1.190
4 h.	115	57.5	4.100	2.050	0.368	0.184	2.530	1.265
6 h.	60	30	2.300	1.150	0.222	0.111	0.800	0.400
11 h.	175	35	6.825	1.365	0.330	0.066	2.275	0.455
nuit : 11 h. s. à 7 h. m.	320	40	8.190	1.020	0.330	0.040	1.920	0.240
9 h. mat.	175	87.5	4.670	2.335	0.200	0.100	2.890	1.445

2e ANALYSE

Heures d'émission	VOLUME ÉMIS		URÉE		ACIDE PHOSPHORIQUE		CHLORURE DE SODIUM	
7 h. à 9 h. 1/2	160	64.00	4.260	1.704	0.256	0.102	2.160	0.904
11 h. 1/2	125	62.50	2.920	1.460	0.210	0.105	2.000	1.000
soirée : 3 h.	170	48.60	4.930	1.400	0.527	0.150	2.380	0.680
4 h. à 6 h.	150	37.50	5.250	1.310	0.304	0.050	2.280	0.570
8 h.	130	65.00	4.690	2.345	0.207	0.130	1.820	0.910
11 h.	140	46.66	5.600	1.866	0.320	0.106	1.960	0.650
nuit : 11 h. à 7 h.	450	56.25	11.990	1.500	0.620	0.077	2.025	0.253

3e ANALYSE

Heures d'émission	VOLUME ÉMIS		URÉE		ACIDE PHOSPHORIQUE		CHLORURE DE SODIUM	
7 h. 1/2 à 9 h. 1/2	100	50	1.170	0.585	0.096	0.048	1.250	0.625
11 h. 1/2	170	85	2.320	1.160	0.130	0.065	2.890	1.445
soirée : 1 h. 1/2	140	70	3.650	1.825	0.084	0.042	2.400	1.050
3 h.	220	116	2.460	1.640	0.132	0.094	1.870	1.246
5 h.	140	70	1.300	0.650	0.146	0.073	1.960	0.980
7 h.	210	105	2.340	1.470	0.168	0.084	3.150	1.575
9 h.	410	205	1.140	0.570	0.204	0.102	1.840	0.920
11 h. 1/2	200	100	2.230	1.115	0.280	0.140	2.600	1.300
nuit : 11 h. 1/2 à 7 h.	250	33	2.790	0.372	0.476	0.063	2.750	0.036

Des trois analyses précédentes, nous déduisons le total des éléments émis : 1° pendant la nuit ; 2° pendant la matinée ; 3° pendant la soirée. En regard, nous notons les quantités moyennes émises en une heure pendant ces trois périodes :

1re ANALYSE

| | NUIT | | MATINÉE | | SOIRÉE | |
| | 11 h. s. à 7 h. m. | | 7 h. matin à midi | | midi à 11 h. soir | |
	Totaux	Moyennes en une heure	Totaux	Moyennes en une heure	Totaux	Moyennes en une heure
Volume. cent. cubes	320	40	5.25	105	490	44
Urée............gr.	8.190	1.023	15.570	1.314	17.285	1.571
Acide phosphoriq. id.	0.330	0.043	0.922	0.184	1.230	0.111
Chlor. de sodium id.	1.920	0.240	7.365	1.473	7.985	0.725

2e ANALYSE

| | NUIT | | MATINÉE | | SOIRÉE | |
	11 h. s. à 7 h. m.		7 h. m. à 11 h. 1/2		11 h. 1/2 m. à 11 h. s.	
Volume. cent. cubes	450	56	285	114	590	51
Urée............gr.	11.990	1.500	4.180	1.672	20.470	1.780
Acide phosphoriq. id.	0.620	0.077	0.466	0.186	1.358	0.118
Chlor. de sodium id.	2.025	0.253	4.160	1.664	8.440	0.733

3e ANALYSE

| | NUIT | | MATINÉE | | SOIRÉE | |
	11 1/2 s. à 7 h. m.		7 h. m. à 11 h. 1/2		11 h 1/2 m. à 11 h 1/2 s.	
Volume. cent. cubes	250	33	270	60	1320	110
Urée............gr.	2.790	0.370	3.490	0.774	13.120	1.093
Acide phosphoriq. id.	0.476	0.063	0.226	0.050	1.014	0.089
Chlor. de sodium id.	2.750	0.360	4.140	0.920	13.520	1.126

De ces chiffres, il résulte tout d'abord que la composition de l'urine aux différentes heures de la journée est essentiellement variable.

L'émission est moindre la nuit que le jour, ce qui a

dcjà été constaté par de nombreux examens. En général, la quantité d'urine maxima s'observe après le repas de midi. Nos chiffres s'écartent un peu de cette dernière conclusion.

L'urée atteint son minimum pendant la nuit. La quantité moyenne émise alors pendant une heure est parfois bien au dessous des quantités moyennes émises dans le même espace de temps pendant la matinée et la soirée. C'est ce que constate aussi MM. le professeur Gautier, le docteur Baunis et Weigelin.

Ce dernier trouve :

Urée moyenne en 1 heure :

  de minuit à 8 h. matin. . . . 2 gr. 719
  de 8 h. matin à midi . . . . . 3 gr. 390
  de midi à minuit. . . . . . . 3 gr. 516

Par contre, certains auteurs ont observé le maximum pendant la nuit. Voici des chiffres d'après M. Yvon :

Urée moyenne en 1 heure :

  de 11 h. 1/2 soir à 7 h. 1/2 matin 1 gr. 41
  de 7 h. 1/2 matin à midi 1/2 . . 1 gr. 23
  de midi 1/2 à 10 h. 1/2 soir. . . 1 gr. 34

Dans ce cas, le chiffre réel maximum a été obtenu à 4 h. 1/2 du matin.

Nous n'avons pas trouvé l'élimination de l'acide phosphorique régulière. Cependant, la 3e analyse qui constate le minimum dans la matinée et le maximum dans la soirée se rapprocherait assez des chiffres suivants tirés d'un important travail de M. le professeur Baunis.

Acide phosphorique, moyenne en 1 heure :

  de 10 h. 30 soir à 7 h. 1/2 matin 0 gr. 076
  de 7 h. 30 du matin à midi 1/2 0 gr. 082
  de midi 1/2 à 10 h. 30. . . . . 0 gr. 096

Les chlorures sont éliminés en quantités variables ; mais on observe deux maximum, un dans l'après-midi, l'autre dans la matinée, et un minimum beaucoup plus faible dans la nuit. « Ce résultat, dit M. le professeur A.

Gautier (1) est d'autant plus remarquable que le repas du soir introduit dans l'organisme une nouvelle dose de ce sel. Mais on sait déjà qu'il existe pendant la nuit un minimum dans la sécrétion de l'urine, d'où l'on doit conclure que le sommeil qui diminue l'action musculaire et cérébrale, diminue aussi l'activité des fonctions du rein. »

Les éléments anormaux ne sont pas non plus éliminés d'une manière uniforme.

L'albumine, ainsi que nous l'avons nous-même remarqué plusieurs fois est moins élevée dans l'urine de la nuit que dans l'urine de la journée. Il paraît que les plus grandes quantités sont observées après le repas.

Le sucre subit aussi de nombreuses variations. Ainsi, dans une urine dont nous avons pu nous procurer quatre échantillons dans les 24 heures, nous avons trouvé les chiffres suivants :

Urine de la matinée (9 h. à midi). 52 gr. 250 par litre
Urine de l'après-midi (midi au
      repas du soir). . . . . . 88 gr. 660   —
Urine du repas du soir au coucher 78 gr. 800   —
Urine de la nuit . . . . 72 gr. 600   —
      Moyenne . . . . . 73 gr. 070   —

De ce que nous venons de voir il ressort clairement qu'aux différentes heures de la journée, l'urine est différente de composition ; il n'est pas encore possible de donner une compostion moyenne pour chaque portion des 24 heures ; on ne peut s'en tenir qu'à des termes généraux sur lesquels les physiologistes ne s'accordent pas encore et il faudra de nombreuses analyses pour établir des données relativement exactes.

Mais, ce que l'on peut dire, c'est que l'urine de la nuit, ne représente pas plus que celle de la journée la composition moyenne de l'émission quotidienne. Il est donc nécessaire d'avoir recours à l'urine des 24 heures.

___

(1) A Gautier, *Chimie appliquée à la physiologie.*

Montdidier. — Société anonyme d'imprimerie, L. Carpentier, directeur.

Montdidier. — Société anonyme d'Imprimerie
Léon CARPENTIER, Directeur.